DES MALADIES CUR

PAR LES

EAUX MINÉRALES

D'EAUX-BONNES

PAR LE

D' MARCELLIN CAZAUX

MEMBRE TITULAIRE DE LA SOCIÉTÉ D'HYDROLOGIE, DE LA SOCIÉTÉ
DE MÉDECINE PRATIQUE
ET DE LA SOCIÉTÉ FRANÇAISE D'HYGIÈNE DE PARIS
CORRESPONDANT DES SOCIÉTÉS D'HYDROLOGIE DE MADRID ET DE ROME
DE L'ACADÉMIE MÉDICO-CHIRURGICALE ESPAGNOLE
DES ACADÉMIES (ID.) DE CADIX, DE JEREZ, ETC.

MÉDECIN CONSULTANT AUX EAUX-BONNES

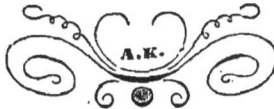

PARIS

CHEZ DELAHAYE ET Cie — PLACE DE L'ÉCOLE DE MÉDECINE

1880

TABLE DES MATIÈRES

PRÉFACE

Le présent mémoire doit être considéré comme une édition abrégée de nos Lettres médicales sur les Eaux-Bonnes, *parues en 1875.*

Nous avons condensé en un petit nombre de pages la substance des chapîtres pratiques du livre, élaguant même de ces chapîtres les paragraphes ou les phrases non indispensables à l'intelligence du sujet.

Nous avons, bien entendu, profité de l'occasion pour rectifier les passages qui nous ont paru susceptibles aujourd'hui d'une plus grande précision scientifique.

Tel qu'il est, cet opuscule donnera au praticien qui l'aura consulté, une connaissance de nos eaux suffisante pour les besoins ordinaires de la clientèle.

C'est là sa raison d'être qui lui vaudra, nous l'espérons, la bienveillance de nos confrères.

M. C.

Paris, le 1er Mars 1880.

INTRODUCTION

La station thermale de Bonnes ou Eaux-Bonnes (400 h.) est située dans la vallée d'Ossau (Basses-Pyrénées, France), à 40 kilomètres de Pau. Son altitude modérée (750 m.) et la ceinture de hautes montagnes qui la protège lui donnent un climat des plus salubres pendant la belle saison.

La renommée de ses sources est fort ancienne, puisque les Béarnais blessés à la bataille de Pavie, en 1525, y trouvèrent déjà la guérison de leurs blessures, d'où le nom d'*Eaux d'arquebusade* qu'elles conservèrent pendant plus de deux siècles. Mais l'installation matérielle y fut presque nulle jusque vers le milieu du XVIIIe siècle, époque à laquelle Théophile Bordeu, suivant les traces de son père Antoine, consacra sa haute intelligence scientifique à l'étude des eaux minérales des Pyrénées. C'est avec une affection particulière que Théophile s'occupa des sources Eaux-Bonnaises qui avaient le double mérite d'émerger du sol de sa vallée natale et d'accomplir sous ses yeux les cures les plus merveilleuses.

Un peu négligés après lui, ce n'est guère que depuis une quarantaine d'années que ces thermes ont reconquis leur célébrité, grâce surtout au zèle éclairé de l'ancien inspecteur, le docteur Prosper Darralde, et de l'ancien fermier, M. Bernard Cazaux.

Aujourd'hui, le petit village des Eaux-Bonnes est devenu une ville, sinon par l'étendue de son territoire, du moins par le bon air et le confortable de ses édifices, par le parfait entretien de ses belles promenades, par les facilités et les aisances de la vie matérielle.

Appartements d'hôtel et privés, tables d'hôte, restaurants et pensions, suivant les convenances de chacun, église catholique et temple protestant, poste, messageries et télégraphe, rien de tout cela ne fait défaut dans notre cité. Deux choses nécessaires nous manquent encore, mais existeront sous peu : le chemin de fer, dont les travaux marchent grand train, et le Casino que les intelligents fermiers actuels, MM. Chancerelle, ne tarderont pas à livrer à l'exploitation.

Au point de vue balnéo-thérapique, les Eaux-Bonnes sont au niveau des stations les plus favorisées. Dans le Grand Établissement, la buvette de la *Source Vieille*, les cabinets de bain, les deux salles de bains de pieds, la salle de gargarismes, celle de douches pharyngiennes et de pulvérisation suffiraient déjà à toutes les indications du traitement hydrominéral. Mais à ces moyens déjà puissants s'ajoutent aujourd'hui la buvette, les huit cabinets de bain et la douche de l'établissement d'*Orteig*, la buvette de la *Fontaine Froide* et enfin l'Établissement de bains de santé et d'*hydrothérapie*, qui comprend tous les appareils usités pour le maniement de l'eau froide naturelle.

N'oublions pas de dire que la chambre de remplissage du Grand Établissement est établie tout près du griffon de la *Source Vieille*, l'eau minérale la mieux captée de France, et que, par conséquent, toute garantie de pureté et d'intégrité est assurée aux buveurs du dehors. Ce parfait captage, qui est l'œuvre de l'éminent ingénieur M. J. François, ainsi qu'un embouteillage très minutieux, font que l'Eaux-Bonnes garde pendant longtemps une bonne partie de ses propriétés : ce qui explique l'accroissement annuel de son exportation.

Au point de vue médical, les Eaux-Bonnes se rangent dans la grande classe des *eaux sulfureuses naturelles,* répandues en nombre considérable sur le sol de la France et en particulier le long de la chaîne pyrénéenne. Elles sont thermales et émergent sur les limites du terrain primitif et du terrain de transition.

Au lieu de faire la description de chacune des six sources qui composent son assortiment, nous ferons une étude spéciale de la *Source Vieille,* prise pour type, parce que c'est la plus employée en boisson, et que sur elle seule repose la grande renommée des thermes de la vallée d'Ossau.

L'Eaux-Bonnes est transparente, limpide, onctueuse au toucher et répand une odeur caractéristique d'œufs couvés. Elle tient en dissolution surtout du gaz azote dont les petites bulles viennent, en pétillant, crever à la surface du liquide. Sa température, que l'on peut considérer comme constante, s'élève à 33° centigrades. Sa saveur rappelle assez *le goût du petit lait,* disait Bordeu ; elle n'a rien de désagréable et ne provoque pas de ces répugnances invincibles, comme font Enghien, Aix-la-Chapelle et la plupart des sulfureuses *accidentelles.*

La composition de l'Eaux-Bonnes est très-intéressante par le nombre et la qualité de ses principes actifs.

Il y a eu, depuis plus d'un siècle, bien des analyses publiées ; nous donnerons d'abord celle de M. Filhol, qui s'est fait un grand nom dans cette branche de la science. D'après cette analyse, nos eaux doivent prendre place dans le groupe des sulfurées-sodiques de Durand-Fardel.

Pour *un litre* d'eau, la *Source Vieille* a fourni à M. Filhol, en 1861, les résultats suivants :

Sulfure de sodium................................	0ᵍ, 021
id. de calcium..............................	traces
Chlorure de sodium...........................	0, 264
Silicate de soude.............................	0, 031
Sulfate de soude............................. }	traces
Id. de magnésie........................ }	
Sulfate de chaux.............................	0, 175
Silice.......................................	0, 032
Matière organique...........................	0, 048
Borate de soude.............................)	
Iode.......................................	
Fer....................................... }	traces
Phosphates.............................	
Fluor.....................................)	

TOTAL............... 0ᵍ, 571

En 1876, M. Garrigou, opérant d'après sa nouvelle méthode sur de grandes masses de liquide, a trouvé, en outre, des quantités appréciables de potassium, lithium, alumine, manganèse, zinc, cuivre, plomb, arsenic et des traces sensibles de cœsium, rubidium, strontium, baryum, glucine, cobalt, nickel, bismuth, étain et antimoine.

On voit par là combien notre eau est complexe et combien il est plus sage d'attribuer ses remarquables vertus plutôt à l'ensemble de sa composition qu'à l'un ou même à plusieurs de ses éléments constituants.

LES MALADIES CURABLES

PAR LES

EAUX MINÉRALES D'EAUX-BONNES

I

PRINCIPALES INDICATIONS.

Il y a un principe qui régit toute la thérapeutique hydro-minérale et qui trouve une application absolue pour l'emploi de notre eau : c'est qu'elle ne convient que dans les maladies chroniques ; bien plus, dans ces maladies chroniques, notamment dans la phthisie, nous verrons que l'homme de l'art doit choisir, pour appliquer le remède, le moment où l'agent morbifique sommeille, pour ainsi dire, et détermine le moins de réaction possible.

C'est qu'en effet l'eau sulfurée sodique et calcique de Bonnes possède une *action générale,* excitante, stimulante, hypersthénisante, comme on voudra l'appeler, action caractérisée par l'accélération du pouls, l'exaltation de l'innervation et l'activité plus grande des mouvements de nutrition : assimilation et désassimilation. Toutes les fonctions importantes, en un mot, acquièrent un plus haut degré d'énergie et de vitalité. Outre cette influence générale, qui est sans doute la principale raison de sa vertu curative, l'Eaux-Bonnes exerce une *action localisée,* élective, sur la muqueuse pharyngée et laryngo-bronchique. Cette action limitée à un appareil, due sans doute pour une bonne part à l'élimination du principe sulfureux, est souvent *démontrable* sur l'homme sain comme sur l'homme malade par la production d'une *angine spéciale* dite *Eau-Bonnaise.*

Nous trouvons dans cette influence élective de l'agent hydro-minéral la raison qui, depuis Antoine Bordeu, a conduit les praticiens à réserver l'Eaux-Bonnes pour le traitement des affections des voies respiratoires.

Ainsi, les *angines catarrhales* sont favorablement modifiées par notre source ; mais il y a une variété dite *angine granuleuse*, dont la guérison fréquente ou au moins la constante amélioration a beaucoup fait pour la réputation de nos thermes. Cette angine, regardée par la plupart des auteurs comme une manifestation de la diathèse herpétique ou tuberculeuse, résiste en effet à tous les autres moyens de traitement.

Les *laryngites* et *bronchites chroniques* sont le plus heureusement influencées par l'Eaux-Bonnes, sans qu'il y ait rien à craindre de son administration.

Dans l'*asthme*, surtout *compliqué de catarrhe* et d'emphysème, s'il n'existe aucune affection organique grave du cœur et des gros vaisseaux, on obtiendra les meilleurs résultats.

Dans les *pneumonies* et *pleurésies chroniques* et, en général, dans les indurations et infiltrations du parenchyme pulmonaire, l'agent hydro-sulfureux provoque leur résolution et rétablit la perméabilité du tissu organique.

Enfin, nous avons devant nous la *phthisie pulmonaire* qui donne encore lieu aux plus vives discussions. Les eaux sulfureuses, celles de Bonnes notamment, guérissent-elles ou améliorent-elles la phthisie ? A quel degré de l'affection faut-il les administrer ? Quelles sont les indications à tirer du tempérament, de l'âge, de la forme morbide ? Questions controversées sur lesquelles nous essaierons de jeter un peu de lumière.

II

DES ANGINES EN GÉNÉRAL.

Après avoir indiqué d'une manière générale les diverses maladies qui réclament l'emploi de l'Eaux-Bonnes, nous allons successivement nous arrêter à chacun des états pathologiques qui, d'après les travaux d'observateurs éminents, rentrent dans le cadre thérapeutique de notre source.

La première question qui s'offre à nous est celle des *angines*, cette appellation se restreignant pour nous, comme pour la plupart des auteurs contemporains, aux affections de l'arrière-bouche et du pharynx.

Nous allons énumérer, en donnant quelques explications, les formes et les espèces morbides où la thérapie sulfureuse trouve son application la plus opportune.

1° *L'angine tonsillaire.* — Cette affection qui peut être un des modes de terminaison de l'amygdalite aiguë, succède ordinairement à une série d'inflammations des tonsilles chez les personnes qui font un exercice immodéré de la voix, ou qui s'exposent souvent aux refroidissements. Son caractère anatomique n'est autre qu'une exsudation de fibrine dans la profondeur des tissus, d'où pour quelques auteurs le nom d'angine *parenchymateuse.* Le lymphatisme, les diathèses herpétique et scrofuleuse jouent ici un rôle considérable que nous apprécierons en temps et lieu.

Le mal se révèle par la sensation d'un corps étranger qui gêne la déglutition et qui, dans certains cas compliqués de prolapsus de la luette d'un côté, de coryza de l'autre, peut aller jusqu'à porter obstacle à la respiration.

Rien de plus difficile que d'obtenir la résolution de ces engorgements des amygdales. Les caustiques, comme le nitrate d'argent et la teinture d'iode, si utiles d'ordinaire, ne donnent que de médiocres résultats. Il ne resterait au patient d'autre ressource que l'excision, souvent pratiquée du reste, n'était ce puissant agent que la nature a mis à notre disposition : les eaux minérales. Les gens fortunés auront presque toujours la chance d'échapper à l'instrument du chirurgien,

s'ils se rendent à temps soit aux bains de mer, soit aux sources sali--
nes, mais principalement sulfureuses. Peut-être est-ce à l'heureuse
combinaison des principes sulfureux avec le chlorure de sodium, que
les Eaux-Bonnes doivent leur action si profonde dans cette maladie.
L'agent hydro-minéral, administré en boisson, bains et douches guttu-
rales pulvérisées, exerce sa double action ordinaire : excitation révul-
sive sur le tégument externe et les grandes fonctions de l'organisme
d'une part, irritation locale substitutive d'autre part, tendant parallè-
lement au retrait et à la guérison de la glande. La plupart des auteurs, et M. Jaccoud lui-même, qui n'est pas suspect de partialité,
rangent nos eaux en tête des plus efficaces.

2° *La pharyngite catarrhale.* — Elle est caractérisée par une rougeur pâle de la muqueuse, par la dilatation variqueuse des capillaires
et par une production de mucosités plus ou moins abondantes. Lors-
que celles-ci sont épaisses, adhérentes et tapissent la muqueuse guttu-
rale, soit par traînées irrégulières, soit en couche à peu près unifor-
me, on a affaire à la variété dite *pharyngite sèche,* qui produit une
sensation de sécheresse désagréable et parfois même pénible. Cette
variété, nous avons pu nous en convaincre, peut exister en l'absence
de toute éruption granuleuse. Il va sans dire que l'inflammation n'est
presque jamais délimitée d'une manière précise, mais s'étend, légèrement du moins, à la muqueuse du voile du palais, des fosses nasales
et des replis épiglottiques. De là, à chaque exacerbation, nasonnement
et même enrouement de la voix. Aussi ne saurions-nous trop conseiller
aux personnes affectées de ces *maux de gorge,* de faire une ou mieux
plusieurs saisons auprès d'une source sulfureuse. Non seulement elles
arriveront à se débarrasser du mal actuel, mais elles deviendront plus
fortes pour résister aux variations de température, aux fatigues de la
voix et à l'action si pernicieuse du tabac.

3° Les diverses espèces de pharyngite *ulcéreuse* ou *syphilitique* ne
réclament la médication sulfurée qu'en seconde ligne et après qu'il
aura été obéi à l'indication causale. Quant à la pharyngite des *tuberculeux,* elle n'est la plupart du temps qu'une extension de leur laryngite.

III

DE L'ANGINE GLANDULEUSE.

Il y a vingt ans, l'angine glanduleuse avait une bien petite place dans le cadre nosologique ; à peine est-elle vaguement indiquée par quelques auteurs, notamment par Trousseau et Belloc dans leur ouvrage sur la *Phthisie laryngée,* publié en 1837. Buron, dans sa thèse inaugurale en 1851, insiste sur le traitement des granulations de la gorge par les eaux sulfureuses. En 1855, le docteur Green, de New-York, fait paraître son *Traité des maladies des voies de l'air.* Dès ce moment, l'attention du corps médical est appelée sur cette nouvelle espèce morbide, et en 1857, Noël Gueneau de Mussy, après une très brillante et malheureusement trop courte pratique aux Eaux-Bonnes, résume dans son *Traité de l'angine glanduleuse,* et les travaux antérieurs et les résultats de sa propre expérience.

Sa description de l'angine glanduleuse a servi de point de départ aux travaux récents des laryngoscopistes parmi lesquels nous citerons Ch. Fauvel, Krishaber, Ed. Fournié, Isambert et Poyet.

C'est appuyé sur les observations de ces savants praticiens que nous esquisserons rapidement les principaux traits de cette maladie.

Elle est constituée, au point de vue anatomique, par l'hypertrophie des petites glandes en grappe qui tapissent la muqueuse pharyngo-laryngienne. Ces glandules, qui sont en plus grand nombre aux parties supérieure et latérales du pharynx , se rencontrent aussi sur le voile du palais, les piliers et la luette, et enfin, à la section postérieure de la voûte palatine. Sur tous ces points, quand la maladie est en son plein développement, on aperçoit de petits corps plus ou moins arrondis, plus ou moins régulièrement disposés, de la grosseur d'un grain de semoule ou de millet jusqu'à celle d'une lentille, d'une couleur rouge foncé ou jaune orangé. Autour de ces granulations, la muqueuse est ordinairement injectée, épaissie, d'une rougeur scarlatineuse, pointillée ; elle est sillonnée de capillaires variqueux anastomosés de mille manières. La luette est œdématiée, allongée, balayant dans certains cas la base de la langue ; elle est parsemée de grains plus ou moins nombreux.

Cette affection qui, une fois confirmée, se distingue par sa ténacité, peut survenir chez des individus doués d'ailleurs de tous les attributs d'une bonne santé, chez les fumeurs incorrigibles, par exemple ; mais. dans la majorité des cas, elle reconnaît pour cause soit la diathèse tuberculeuse, soit la diathèse herpétique, et est précédée ou accompagnée d'éruptions diverses, telles que l'acné, le pityriasis, le lichen.

Ces conditions pathogéniques font déjà prévoir que l'hérédité jouera ici un grand rôle. Il en est de même des professions qui exigent un exercice immodéré de la voix ; aussi les femmes y sont-elles moins sujettes que les hommes ; et parmi ceux-ci, les plus atteints sont les avocats, les professeurs, les crieurs publics, les prédicateurs (ce qui a valu longtemps à cette affection le nom de *mal de gorge des ecclésiastiques*) et enfin les chanteurs.

Parmi les symptômes les plus saillants nous noterons une altération du timbre et de la tonalité de la voix, altération qui provient de l'épaississement de la muqueuse inter-aryténoïdienne : d'où résulte une gêne dans le jeu des cordes vocales inférieures et par suite la perte des notes élevées. Cet enrouement, léger dès le principe, peut arriver progressivement jusqu'à l'aphonie complète. Plus tard surviennent une difficulté plus ou moins grande de la déglutition, une demi-surdité et une diminution de l'olfaction ; mais le signe caractéristique, c'est un chatouillement particulier, une sensation de corps étranger, qui pousse le malade à faire une expiration brusque, sèche et bruyante, à *hemmer* en un mot, pour employer l'expression imitative des Anglais. Ce *hem* devient fréquent, incessant, a l'air d'un véritable tic ; il provoque l'expulsion de petits crachats perlés, visqueux et opalins, ou semblables, à une période plus avancée, à de l'amidon cuit.

Cette maladie, par les lésions fonctionnelles du larynx, peut apporter le plus grand trouble à la vie sociale et engendrer la dyspepsie et l'hypocondrie. Il est donc urgent d'y porter remède et de prévenir d'aussi funestes conséquences.

Les moyens thérapeutiques ordinaires se résument dans l'emploi des topiques pulvérulents ou liquides. Les poudres caustiques qui ont donné les meilleurs résultats sont le calomel et l'alun, purs ou mélangés avec du sucre ou de la gomme en poudre. L'insufflation se fait à l'aide de tubes en verre ou en caoutchouc. — Les topiques liquides sont plus énergiques ; les plus usités aujourd'hui sont la solution de nitrate d'argent plus ou moins concentrée et la teinture d'iode, portées sur le pharynx et le larynx. Je ne m'appesantis pas sur les moyens secondaires, tels que les révulsifs, les balsamiques, et j'arrive à la vraie médication, au traitement le mieux éprouvé, celui par les eaux sulfureuses de Bonnes.

Chomel, étant donnée la nature de la maladie, avait regardé l'usage des sulfureux comme la médication la plus rationnelle ; Gueneau de Mussy, parmi les nombreux malades qu'il a vus guérir aux Eaux-Bonnes, donne un rapport détaillé de dix-huit cures remarquables, en les accompagnant des réflexions les plus sages. Il prouve que l'angine glanduleuse peut s'amender et disparaître sans l'apparition de cette double réaction soit locale, soit générale, qui survient dans l'économie sous l'influence des eaux sulfureuses ; mais ces cas sont plus rares, et d'ordinaire, il est donné au médecin d'observer une certaine congestion de la muqueuse bucco-pharyngienne, une injection des capillaires et des granulations elles-mêmes qui, à la suite de ce travail critique, pâlissent, s'aplatissent et marchent progressivement à une résolution plus ou moins complète. Ces résultats s'obtiennent par l'application locale de l'Eaux-Bonnes en gargarismes, en injections nasales, en douches directes ou pulvérisées ; mais cette action locale resterait presque toujours impuissante sans la modification imprimée à l'organisme par l'agent sulfuro-thermal, pris en boisson et en bains. C'est ce dernier mode d'administration qui provoque cette transpiration plus abondante, ces éruptions à la peau, connues sous le nom de *poussées*, cette augmentation de l'appétit, cette activité de la nutrition, ce *remontement général*, en un mot, qui composent la plus salutaire des révulsions.

Cette action de l'Eaux-Bonnes est admirablement favorisée par l'air que l'on y respire et qui est estimé de nos jours par tous les observateurs à l'égal du plus excellent médicament. L'atmosphère des hautes vallées pyrénéennes est en général propice à la guérison de l'herpétisme et de la tuberculose ; mais celle des Eaux-Bonnes, calme, moelleuse, abritée des vents, chargée des émanations balsamiques des sapins, à un état de densité et d'hygrométrie bien approprié, mérite la préférence sous bien des rapports.

IV

DES LARYNGITES CHRONIQUES.

Il est rare que l'inflammation du pharynx reste bornée à cette région et qu'elle ne s'étende pas, principalement du côté du conduit aérien. Cette considération m'amène naturellement à parler des laryngites. Appuyé sur les principes qui nous ont guidé jusqu'ici, il nous sera facile de nous faire comprendre du lecteur.

On trouve dans les auteurs classiques un groupe nombreux de laryngites que l'on distingue entre elles soit par leur étiologie, soit par leurs caractères anatomo-pathologiques. Mais, mettant à l'écart, d'un côté celles qui offrent une marche aiguë, et d'autre part celles connues sous les qualifications de striduleuse, œdémateuse, pseudo-membraneuse, varioleuse et typhique, nous n'aurons plus à nous occuper réellement que de trois formes de cette maladie dont la guérison peut exiger l'emploi des eaux sulfureuses en général, et des Eaux-Bonnes en particulier.

Avant d'entrer dans le cœur du sujet, il me sera permis de rendre hommage aux inventeurs et aux propagateurs d'une méthode qui permet aujourd'hui de diagnostiquer les affections de la gorge avec une précision pour ainsi dire mathématique : je veux parler de la *méthode laryngoscopique.* C'est en 1825 que Cagnard de Latour entrevit la possibilité d'apercevoir l'épiglotte et même la glotte à l'aide d'un petit miroir porté au fond de la gorge. Son essai fut renouvelé dans la suite par bon nombre de médecins parmi lesquels nous citerons Liston, Garcia et Czermak, de Pesth, qui, en 1858, remplaça la lumière solaire par un éclairage artificiel muni d'un réflecteur et posa ainsi le principe des divers laryngoscopes imaginés dans ces dernières années. La seule modification sérieuse dans les instruments aujourd'hui en usage consiste dans le remplacement de l'appareil réflecteur par un appareil de concentration. On peut employer avec avantage ceux de Krishaber, Moura et Mandl. Pour notre part, nous nous servons soit de celui du docteur Cadier, soit de celui du docteur Ch. Fauvel dont nous avons eu l'occasion de suivre les savantes leçons cliniques. Ce dernier consiste essentiellement dans un anneau métallique supportant d'un côté un écran noir en carton et de l'autre une forte lentille convergente. Avec ce simple appareil, monté sur une lampe, et un petit miroir quadrangulaire fixé à l'extrémité d'une tige de métal, on est suffisamment pourvu pour la pratique médicale journalière.

Des trois espèces de laryngite dont le traitement est spécialement tributaire des sources de Bonnes, la première, c'est-à-dire la *laryngite simple* ou *catarrhale* apparaît comme la terminaison d'inflammations aiguës, successives, causées par l'impression du froid humide, l'inhalation de vapeurs ou de poussières irritantes, les fatigues répétées de la voix, etc. La lésion consiste dans une hyperhémie qui, légère d'abord, peut arriver progressivement au rouge foncé, en s'étendant des deux faces de l'épiglotte aux replis ary-épiglottiques, et plus tard aux cordes vocales supérieures et inférieures. Nous avons déjà dit que cette affection ne marchait que bien rarement sans une pharyngite chronique qui remonte d'ordinaire jusqu'à l'arrière-cavité des fosses nasales et aux trompes d'Eustache : ce dont il est possible de s'assurer *de visu* en pratiquant la *rhinoscopie*. — L'hypersécrétion de la muqueuse peut être assez abondante pour produire une perte de substance, de véritables *érosions superficielles*, plus ou moins régulièrement arrondies. Des mucosités adhérentes peuvent donner lieu à des fautes de diagnostic ; elles peuvent soit cacher une ulcération existante, soit, par des changements de teinte, simuler une ulcération qui n'existe pas, comme l'a remarqué avec beaucoup de raison le docteur Ch. Fauvel.

Dans la laryngite catarrhale, la *voix* est simplement enrouée et affaiblie ; ce n'est guère qu'à la suite de variations brusques dans la température qu'elle peut s'étendre passagèrement jusqu'à l'aphonie. La *toux*, généralement rare, est en rapport avec le catarrhe des grosses bronches qui coïncide assez souvent avec le catarrhe du larynx ; elle est suivie, surtout le matin, de l'expectoration de matières visqueuses et transparentes qui, dans les cas rebelles, deviennent muco-purulentes. La *douleur* est nulle ou à peu près ; néanmoins, le malade éprouve dans la gorge une sensation de gêne et, surtout de sécheresse. La *respiration* est intacte et autorise à porter un pronostic favorable. Mais si cette variété morbide ne met pas en danger la vie du patient, elle n'en mérite pas moins d'appeler son attention ; parmi les eaux minérales, les sources alcalines ont parfois leur indication, mais l'observation démontre que le catarrhe pharyngo-laryngien a son plus puissant remède dans les eaux sulfureuses ou mieux encore sulfurées, dont l'Eaux-Bonnes forme le type le plus complet.

Au sujet de la *laryngite glanduleuse*, nous aurons peu de chose à dire, la description de cette espèce nosologique se confondant en grande partie avec celle de l'angine glanduleuse déjà étudiée. Nous ferons néanmoins remarquer que les ulcérations, qui forment la période ultime de l'inflammation des glandules, prennent, quand elles siègent sur les cordes vocales, une forme moins arrondie, plus allongée que dans les autres régions ; ces ulcérations d'ailleurs s'observent avec plus de fréquence à la paroi postérieure de l'épiglotte, sur les ligaments ary-épiglottiques et aux points d'insertion des cordes vocales sur les aryténoïdes ; elles ont plus de tendance à gagner en profondeur que celles de la laryngite catarrhale simple.

Au point de vue du traitement, la plupart des laryngoscopistes donnent aujourd'hui la préférence à la solution de chlorure de zinc mise en honneur par M. Morell-Mackenzie, de Londres. La solution généralement usitée est dosée au 60e, mais nous l'avons vu employer et nous l'employons au besoin plus concentrée. Elle n'a pas l'inconvénient qui a pu être mis, dans certaines circonstances, au passif du nitrate d'argent : celui de provoquer une irritation et un gonflement de la muqueuse du larynx, suivis de dyspnée grave. Si ce traitement topique, combiné avec un régime approprié, ne suffit pas (et il est bien rare qu'il suffise), l'homme de l'art devra se hâter de diriger son client vers une station minérale. Les eaux sulfurées des Pyrénées ont, depuis le commencement du siècle, attiré la plupart des baigneurs, et ce n'est que justice, si l'on songe au nombre incalculable de professeurs, d'avocats, de chanteurs et d'orateurs en tout genre qui ont dû, par exemple, la conservation fonctionnelle de l'organe vocal à la célèbre *Source Vieille* des Eaux-Bonnes.

Enfin, il nous reste à faire connaître une troisième forme de laryngite, la plus commune et la plus réfractaire, parce qu'elle se lie d'une manière intime à la plus réfractaire et à la plus commune des maladies constitutionnelles, la tuberculose pulmonaire. A ce propos nous

ferons remarquer combien est impropre l'appellation de *laryngite ulcéreuse* que nombre d'auteurs ont voulu attribuer à la *phthisie laryngée*. Nous avons déjà vu que les laryngites dont il a été parlé sont
susceptibles d'aboutir à une même terminaison banale : l'ulcération ; or
nous n'avons pas eu à nous occuper du groupe important des laryngites
qui ne ressortissent pas à nos sources ; d'où l'on voit que l'élément
ulcératif est un élément d'ordre vulgaire et qu'il ne peut suffire à
caractériser une variété morbide.

Une autre remarque non moins importante et sur laquelle a judi-
cieusement insisté Jaccoud, c'est que la phthisie laryngée se présente
sous une double physionomie qu'il serait cliniquement bien difficile de
séparer l'une de l'autre sans le secours du laryngoscope : ou bien la
diathèse tuberculeuse détermine dans le larynx l'apparition de petits
grains tuberculeux, soit pendant soit même avant l'éclosion néoplas-
matique dans le poumon même (*tuberculose laryngée*) , ou bien cette
diathèse produit un catarrhe chronique simple caractérisé au début
« par une hyperhémie générale, intéressant même les cordes vocales
qui sont fluxionnées, d'un rouge rose, parsemées de stries vasculai-
res ; on dirait qu'il va se produire une hémorrhagie ». C'est la *laryngite des tuberculeux* qui, par l'élimination des exsudats catarrheux et
la fonte purulente des glandules, arrive plus ou moins tôt à la phase
d'ulcération et, dès ce moment, ne se distingue plus de la laryngite
tuberculeuse vraie. Dans les deux formes, le travail de destruction,
qui commence d'ordinaire sur la muqueuse inter-aryténoïdienne, en-
vahit le derme et les parties sous-dermiques ; les cordes vocales, les
ligaments articulaires, les articulations et enfin les cartilages peuvent
être attaqués, dissociés et même nécrosés ; d'où parfois des accidents
très sérieux, comme la sténose du larynx ou l'œdème de la glotte qui
emportent le malade, quand la lésion pulmonaire elle-même n'a pas
encore accompli son œuvre funeste.

Au début, les symptômes de la phthisie laryngée sont ceux du catarrhe simple, mais bientôt se prononcent d'une manière marquée
l'abaissement du ton et le changement de timbre de la voix qui peut
être soit rude, âpre, criarde, soit plus ou moins complètement éteinte ;
mais, quoi qu'il en soit, il n'y a point de rapport absolu entre ces diverses manières d'être de la phonation et l'existence ou l'absence

d'ulcérations laryngiennes, l'infiltration sous-muqueuse et la paralysie des cordes vocales pouvant produire les mêmes troubles fonctionnels que les ulcérations elles-mêmes.—La toux, souvent quinteuse, présente les changements de timbre et de tonalité de la voix. Elle s'accompagne d'une expectoration transparente et visqueuse au début, mais qui ne tarde pas à prendre l'aspect muco-purulent et purulent. — La douleur est rarement aiguë, mais elle existe néanmoins et subit de fréquentes exacerbations, après les fatigues de la parole et de la toux. Elle siége communément au niveau du larynx, mais il y a un certain nombre de malades qui rapportent à la région auriculaire leurs plus pénibles souffrances.

Nous avons déjà dit que les laryngites chroniques ne marchaient pas spontanément et franchement à la guérison. Ce fait est malheureusement encore plus vrai en ce qui concerne la phthisie laryngée. Il faut donc invoquer l'intervention de l'art. Mais ici le médecin ne restera que trop souvent impuissant ; ce n'est qu'avec la plus extrême circonspection qu'il pourra instituer un traitement topique. Le seul vrai traitement sera celui de la diathèse tuberculeuse et, pour atteindre ce but, nous verrons plus tard que l'arme la plus efficace que la nature ait mise dans ses mains, ne consiste pas en autre chose que dans les eaux thermo-minérales, parmi lesquelles une observation séculaire a mis au premier rang les sources des Eaux-Bonnes.

V

DU CATARRHE BRONCHIQUE ET DE L'ASTHME.

Nous n'insisterons pas sur les questions doctrinales qui, depuis l'humorisme d'Hippocrate jusqu'au solidisme des temps modernes, se sont livré de rudes combats sur ce terrain si mouvant des affections catarrhales ; ces discussions purement théoriques appartiennent à l'histoire de la médecine et ne doivent trouver place que dans les traités *ex professo*. Nous arriverons donc d'un bond à la signification actuelle du mot et nous appellerons catarrhe, avec M. Luton, *toute phlegmasie superficielle des membranes muqueuses avec production plus abondante de mucus et même avec formation de pus proprement dit.* Cette phlegmasie peut se déclarer sur toutes les muqueuses de l'économie, mais elle affecte de préférence celle des voies aériennes, depuis l'ouverture des narines jusqu'aux dernières ramifications des bronches. Tout le monde sait que cette inflammation, contractée presque toujours sous l'influence du froid, quand elle est très légère et n'est point accompagnée de réaction manifeste de l'organisme, prend le nom vulgaire de *rhume ;* si le travail phlegmasique devient plus profond, si le liquide exhalé, d'abord très-fluide, s'épaissit et devient opaque par l'addition d'un plus grand nombre de cellules épithéliales embryonnaires, en un mot, s'il se forme du muco-pus et qu'il s'allume une fièvre plus ou moins intense, on a affaire à une *bronchite aiguë.* Celle-ci réclame le secours de la médecine officinale et, par conséquent, ne doit pas nous arrêter.

Il faut donc arriver de plain-pied à une maladie de même nature que les précédentes et qui leur succède le plus souvent, mais qui laisse l'organisme humain silencieux sous le rapport de la fièvre, pour trouver l'application du traitement par les eaux minérales, et en particulier par les eaux sulfureuses ; cette maladie qui, d'après le langage médical, ne devrait s'appeler que *bronchite chronique*, par l'effet du règne séculaire des idées humorales, a conservé encore aujourd'hui le nom de catarrhe, imaginé par les médecins grecs. Si ce mot a pu ainsi traverser une si longue série d'âges sans tomber en désuétude, c'est qu'il répond jusqu'à un certain point à la nature des choses et qu'il renferme une notion exacte : celle d'écoulement provenant d'une exhalation , d'une hypersécrétion muqueuse. Laënnec, Chomel, Monneret ont voulu l'abstraire de toute idée inflammatoire et confondre les catarrhes avec les hyperhémies, les flux, les hypercrinies ; mais ce dernier sens n'a pas prévalu et la génération médicale la plus récente a repris l'interprétation de Cullen, de Pinel et de Broussais qui faisaient de l'élément *irritation* ou *inflammation* la cause du produit catarrhal.

Nous ralliant catégoriquement à ce dernier sens, nous allons passer de suite au traitement minéral du catarrhe pulmonaire. Quand tous les agents de la thérapeutique ordinaire auront échoué, on devra fonder le plus grand espoir sur l'efficacité des sources thermales. Bien des catarrheux, quelques-uns avec emphysème, d'autres sans emphysème, qui avaient essayé de tous les moyens que l'arsenal médical mettait à leur disposition, envoyés enfin à Eaux-Bonnes, en ont retiré un tel profit qu'ils nous reviennent chaque année, soit pour compléter, soit pour maintenir leur guérison. Tous nos confrères des Eaux-Bonnes, de même que ceux d'autres stations sulfureuses pyrénéennes, ont dans leur clientèle des cas analogues.

Le traitement sera différent selon l'état général du malade. Si, en dehors du catarrhe, la santé et les forces sont conservées, il n'y aura pas d'autre indication que l'administration du médicament minéral soit en bains, soit en boisson. S'il y a un emphysème alvéolaire concomitant, qu'il soit ou non le symptôme d'une diathèse herpétique, l'eau minérale s'adressera également bien au groupe morbide et l'amendera dans un temps variable suivant la gravité des cas. Enfin, si le catarrheux était d'une constitution chétive et avait une autre affection intercurrente, il faudrait combiner le traitement général avec le traitement spécial du catarrhe, et, au besoin, donner son attention principale à l'affection intercurrente. Dans la pluralité des cas, les remèdes les plus énergiques, tels que le fer, le quinquina, l'iode, les mercuriaux, pourront s'allier à la médication thermale sulfureuse ; et si l'on réfléchit qu'un grand nombre des catarrheux qui se rendent aux sources des Pyrénées sont lymphatiques ou scrofuleux, on voit qu'avec les seuls remèdes que nous venons de mentionner, on peut entreprendre les cures les plus difficiles. Nous avons dit que, chez les sujets à diathèse arthritique ou dartreuse, dont parfois la bronchorrée n'est qu'une manifestation, les eaux sulfureuses étaient catégoriquement indiquées.

Pour toute cette série de malades, les sources pyrénéennes seront donc excellentes, d'autant mieux qu'ils trouveront à respirer dans ces régions un air très pur et très oxygéné qui ne contribuera pas peu à rétablir le jeu régulier des poumons et la bonne nutrition de tout l'organisme.

Quant au traitement de l'*asthme*, il faudra distinguer, sinon deux formes, du moins deux périodes de cette névrose encore mal connue.

Si l'on se trouve au début de la maladie, au moment où elle est seulement constituée par un *spasme inspiratoire provenant de l'excitation des nerfs vagues*, l'indication thermale est moins positive, bien que nous ayons relevé quelques cas d'amélioration remarquable.

C'est surtout dans la seconde phase de l'affection, quand les accès répétés ont amené des complications fâcheuses, telles que le catarrhe des bronches et l'emphysène alvéolaire, que nos eaux devront être formellement conseillées.

Elles agiront sur l'élément catarrhal d'après le procédé indiqué plus haut ; elles exerceront, de plus, une action puissante sur la fibre musculeuse des culs-de-sac bronchiques, action qui a pour effet de réveiller et d'accroître la contractibilité des vésicules pulmonaires, comme nous l'avons noté et écrit à diverses reprises depuis l'année 1868.

VI

DE LA PLEURÉSIE CHRONIQUE.

Commençons par tracer l'esquisse rapide de la pleurésie classique, avec le double exsudat parenchymateux et interstitiel.

Il est fréquent de voir les signes de la période aiguë, tels que fièvre, point de côté, toux, etc., disparaître pour laisser subsister un épanchement séreux ou séro-purulent, plus ou moins abondant, reconnaissable à un essoufflement prononcé, à la déformation de la poitrine, à l'absence des vibrations thoraciques, enfin et surtout à l'examen plesso-stéthoscopique. Nous ne pouvons rentrer ici dans une discussion approfondie sur la valeur relative de chacun de ces signes ; c'est affaire aux traités spéciaux et didactiques.

Or, si ce passage de l'état aigu à l'état chronique se produit chez les sujets doués d'une robuste constitution, d'un tempérament bien équilibré, il faudra certes s'attendre à le rencontrer presque constamment sur des individus faibles, anémiques, lymphatiques. Chez ceux-ci même, il advient parfois que, l'inflammation des plèvres ne provoquant qu'une réaction peu marquée, le caractère chronique de la maladie se prononce de bonne heure et s'établit pour ainsi dire d'emblée.

Ces pleurésies *chroniques d'emblée* et dépourvues de toute tendance à la guérison, nous les rencontrerons, tous les jours pour ainsi dire, chez nos pauvres phthisiques dont la plèvre s'irrite soit par le contact d'un foyer tuberculeux sous-pleural, soit par le voisinage d'une pneumonie symptômatique.

Les moyens vulgaires mis en œuvre pour obtenir la résolution de l'épanchement viennent échouer contre la paresse, contre l'atonie de l'organisme. Les médications diverses, telles que les purgatifs, les diurétiques ou les toniques, même appliquées à propos et combinées avec les vésicatoires et autres révulsifs, ne demeurent que trop souvent impuissantes. Besoin est d'un agent qui, sans offrir de dangers dans son administration, exerce néanmoins une véritable action perturbatrice. Cet agent, il y a des siècles que la nature féconde le distille dans ses mystérieux laboratoires, mais il n'y a que des années que l'esprit de l'homme a su l'utiliser : c'est l'eau minérale, c'est surtout l'eau sulfureuse.

Les Eaux-Bonnes sont très maniables et jouissent d'un procédé curatif particulier. Elles n'agissent pas tant par leur influence élective et locale que par l'excitation générale de tous les appareils organiques. Parmi ces appareils eux-mêmes, il en est deux, ceux de la transpiration et de l'urination, qui jouent un rôle prédominant. Il y a ainsi une forte dérivation qui, s'ajoutant à l'action tonique et reconstituante du médicament hydro-thermal, amène dans un temps variable la résorption ou du moins la diminution de l'épanchement pleurétique.

Quant à la pleurésie sans *exsudat interstitiel* sensible, dite pour cela *pleurésie sèche*, elle se révèle à la percussion par un son légèrement obscur, et à l'auscultation par un frottement ou un frôlement plus ou moins étendu. Ces bruits morbides, faciles à expliquer, proviennent du défaut de sécrétion des feuillets pleuraux qui, n'étant plus lubrifiés par le liquide onctueux normal, glissent difficilement l'un sur l'autre. Il s'ensuit que le mouvement d'ampliation du poumon est incomplet, la revivification du sang imparfaite et le bien-être de tout l'individu atteint sérieusement.

On ne saurait trop remédier à un pareil état de choses. Les éaux minérales, notamment les Eaux-Bonnes, doivent être mises à contribution, puisqu'à l'avantage d'être plus actives et plus puissantes que les autres médicaments, elles joignent celui de ne point répugner au malade et de ne pas le fatiguer par des vésicatoires, des badigeonnages iodés et autres topiques parfois intempestifs.

VII

DE LA PNEUMONIE CHRONIQUE.

L'étude de cette affection, qui nous paraissait si simple à comprendre il y a quelques années, est devenue aujourd'hui on ne peut plus obscure.

La théorie de Broussais et de Bouillaud sur la pneumonie tuberculisatrice avait été tellement ébranlée par la critique que Laënnec a pu douter de l'existence de cette maladie, que Barth, sur 125 cas d'inflammation aiguë du poumon, n'en a vu qu'un seul revêtir la forme chronique, et que le docteur Charcot, pour sa thèse d'inauguration, n'a pu trouver dans les auteurs qu'une douzaine d'observations authentiques, auxquelles il en ajoute trois recueillies par lui-même.

Dans ces derniers temps au contraire, il y a eu contre ces idées une réaction si violente, que nous voyons Slavjanski, sur 139 cas de phthisie, en attribuer 123 à l'évolution des divers processus pneumoniques et 16 seulement aux formations tuberculeuses.

Quoi qu'il en soit de ce grave problème à élucider, et nous bornant aux descriptions de l'École Française sur la pneumonie chronique franche, un certain nombre d'autopsies ont mis à nu des poumons à surface grise ou rougeâtre, tachetée de points noirs, d'une densité plus grande que celle de l'eau, avec des caractères d'induration et d'imperméabilité que laissait rationnellement supposer la non-pénétration de l'air dans les canalicules bronchiques.

Les signes de la maladie sur le vivant se résument dans une douleur obtuse au niveau du point affecté, de la toux, de la dyspnée, et un mouvement fébrile continu ou avec des redoublements le soir. La percussion médiate dénote une matité plus ou moins prononcée ; l'auscultation fait reconnaître soit des râles sous-crépitants et crépitants, soit l'absence du murmure respiratoire. D'après Bricheteau, il se produirait (phénomène explicable par les lois de la physique) une *forte répercussion des bruits et des battements du cœur.*

Ce *tableau du diagnostic* donne la preuve que nous sommes en face d'une affection tenace qui a poussé de profondes racines dans l'organisme : preuve corroborée par les effets mêmes du traitement ordinaire, qui ne sont que trop souvent insignifiants ou nuls. Nous laissons de côté tout l'arsenal pharmaceutique : narcotiques, expectorants, révulsifs, que tous les praticiens connaissent aussi bien que nous, et tout en leur rappelant l'huile de foie de morue qui a guéri quelques enfants, nous les engageons vivement à tenter la médication sulfureuse ; plusieurs malades en ont éprouvé un grand soulagement ou l'entière disparition de leur mal ; tous ceux qui y auront recours dans l'affection qui nous occupe, ne pourront, pensons-nous, qu'en ressentir les meilleurs effets, rien n'étant plus sensé, plus logique, plus scientifique, que d'adapter à un défaut de circulation, à un manque de vitalité, un remède qui précisément réveille et excite cette circulation et cette vitalité, soit localement dans l'organe respiratoire, soit d'une manière générale sur toute la périphérie.

VIII

DE LA PHTHISIE PULMONAIRE.

J'arrive enfin, pour clore le cycle des affections tributaires de nos sources, à cette maladie impitoyable qui décime chaque jour les populations du vieux comme du nouveau continent : vous avez déjà nommé la *phthisie pulmonaire.*

Je ne retiendrai, dans le groupe des affections diathésiques de la poitrine, que la vraie *tuberculose commune*, celle qui, si elle n'est maîtrisée à temps, conduit par un chemin lent mais sûr, à l'émaciation et au marasme. Au point de vue de l'indication thérapeutique, l'origine du mal importe peu ; qu'il soit héréditaire ou acquis, il peut trouver soulagement ou guérison près de nos sources. Seulement, *à priori*, s'il est accidentel, il sera plus facile à enrayer que s'il a pris naissance dans le sein de la mère.

Pour éclairer le pronostic, il serait également toujours utile de bien savoir si l'on a affaire à une phthisie tuberculeuse légitime ou à cette variété de phthisie nommée *caséeuse*, qui tend de nos jours à prendre une si large place dans le cadre nosologique ; mais les signes des deux formes morbides se confondent souvent, car il est avéré que le tubercule en lui-même ne dénote sa présence par aucune particularité pathognomonique ; il ne provoque que des phénomènes réactifs d'ordre vulgaire, tels que le catarrhe, l'engorgement, la pneumonie, qui précèdent et accompagnent toute ulcération du poumon, quelle qu'en soit la nature. D'ailleurs, si la chance d'amélioration ou de curation peut varier suivant les cas, l'indication thérapeutique reste la même, qu'il s'agisse du traitement par l'hygiène et les drogues ou du traitement par les eaux minérales.

D'après les théories actuelles qui sont toutes d'accord du moins sur ce point, les moyens hygiéniques et pharmaceutiques doivent avoir pour but de combattre la faiblesse de l'organisme, car c'est dans la *débilité constitutionnelle*, dans la *misère physiologique*, comme on voudra l'appeler, que réside la cause première de la phthisie dans ses diverses modalités.

Tous les livres (et ils sont nombreux), publiés sur les lésions chroniques de l'appareil respiratoire, traitent *in extenso* des différents agents de la matière médicale employés depuis les temps les plus reculés. Nous ne pouvons refaire ici ce travail qui serait un hors-d'œuvre ; qu'il nous suffise de rappeler que parmi les remèdes, le fer, le quinquina, l'huile de foie de morue, le phosphate de chaux et l'arsenic, sous leurs diverses combinaisons, sont reconnus les plus efficaces pour rendre des forces à un organisme épuisé ou dégénéré. La viande crue unie à l'alcool constitue une véritable méthode curative depuis les recherches de Fuster, le regretté professeur de la Faculté de Montpellier.

L'alimentation de son côté joue un rôle considérable ; elle doit être principalement animale, quel que soit le degré du mal, et tant que la puissance digestive subsiste. On y ajoutera du bon vin en quantité proportionnelle à l'âge et aux habitudes-antérieures du malade, et même des bières nourrissantes, comme le porter et l'extrait de malt.

Dans le traitement rationnel de la phthisie qui exige que le valétudinaire passe de longues heures au dehors, en plein air, on devine déjà qu'il n'est pas indifférent d'habiter un pays ou un autre. Les malades devront donc émigrer vers les climats méridionaux ; parmi ceux-ci, Madère, Corfou, Palerme, Naples, Rome et Pise jouissent d'une réputation ancienne. Le midi de la France fournit de son côté à toutes les indications désirables : Menton, Nice, Cannes, Hyères conviendront pour les malades que leur idiosyncrasie met à l'abri de fortes excitations ; mais pour ceux doués d'un tempérament nerveux ou simplement irritable et qui ont pour cela besoin d'habiter un milieu sédatif, ils doivent se rendre dans le sud-ouest de la France et de préférence à Pau où sont réunis, avec les meilleures conditions climatériques, tous les desiderata d'une vie aisée et confortable.

IX

PHTHISIE PULMONAIRE (suite)

Après ce résumé succinct de méthodes et de procédés qui ne sont trop souvent, hélas ! que palliatifs, il nous reste à poser la question suivante :

Le remède curatif de la phthisie existe-t-il ?

Non, si vous entendez par là un spécifique qui agisse directement sur le tubercule et le supprime comme la quinine supprime la fièvre ;

Oui, si vous voulez vous contenter d'un remède puissant, énergique, spécifique, pouvons-nous dire ici, contre le cortège des processus morbides suscités par le tubercule.

C'est ainsi d'ailleurs que comprend les choses la Société d'hydrolo-

gie qui, par l'organe de M. Durand-Fardel, a émis un certain nombre
de réflexions générales dont chacun de nos confrères a pu vérifier
l'exactitude dans sa pratique thermale :

« Les eaux minérales sont sans action directe sur le tubercule lui-
« même.

« Elles exercent une action résolutive manifeste sur les congestions
« chroniques du poumon et les noyaux partiels de pneumonie chro-
« nique.

« Elles modifient très-efficacement le catarrhe bronchique.

« Elles peuvent également exercer une influence favorable sur l'état
« général de l'organisme. »

Voilà, à grands traits, le résumé des actions thérapeutiques exer-
cées par les eaux minérales qui peuvent ralentir la marche de la
phthisie, prolonger la vie des malades et contribuer efficacement à la
guérison désormais avérée de la tuberculisation pulmonaire.

Parmi ceux qui se trouvent bien de l'agent sulfureux, il y a deux
classes distinctes : 1º les malades qui sont maintenus dans le même
état pendant une plus ou moins longue suite d'années, variable pour
chacun d'eux. Cette classe est nombreuse et prouve déjà que l'art peut
arrêter les déviations de la nature et faire équilibre au processus
morbide qui, sans cela, envahirait toute l'économie.

2º Les malades qui, au bout d'un certain temps, trois ou quatre
ans en général, peuvent se considérer comme guéris. Chez ceux-ci,
le catarrhe bronchique, la congestion ou la pneumonie péri-tubercu-
leuse, ont disparu ; le tubercule s'est enkysté ou transformé, en un
mot, il *s'est caché*, et, comme conséquence, l'organisme humain n'a
plus à réagir ; à son tour, *il se tait*. Cet état peut persister toute la
vie et constituer alors une guérison parfaite ; il peut aussi ne durer
qu'un nombre d'années indéterminé pour se reproduire après une
nouvelle cure et constituer ainsi des guérisons intermittentes.

Les succès seront d'autant plus fréquents et solides que le médecin
aura mieux compris les indications qui découlent de la constitution
de l'individu, de la marche et du degré de la maladie, soit au point
de vue local, soit au point de vue général. Il est vrai que la chose
n'est pas aisée et que la question absolue des indications et des
contre-indications est complexe et difficile à définir. Nous pouvons

cependant énoncer une règle générale qui domine la thérapeutique termale de cette affection :

« Lés eaux minérales interviendront avec d'autant plus d'efficacité et de sécurité dans le traitement de la phthisie pulmonaire, qu'elles s'adresseront à une de ces périodes où la marche de la maladie et des altérations qui l'accompagnent présentera un ralentissement particulier ou une suspension absolue. »

La France est en possession d'établissements qui permettent de tenir compte au besoin des nuances les plus délicates.

Quant aux stations thermales de l'Allemagne, nous n'avons nul besoin d'y recourir. Les malades qui allaient à Soden, où il n'y a que des eaux chlorurées fortes et froides, n'y allaient que pour respirer l'air à une certaine altitude facile à retrouver chez nous ; et ceux qui allaient à Bade ou à Ems, eaux principalement alcalines, s'y rendaient la plupart du temps pour se conformer aux arrêts de la mode.

Les cruels désastres de la guerre de 1870 ont réveillé le patriotisme français et détourné le courant au profit des villes d'eaux de notre pays qui, à l'heure actuelle, ne redoutent aucune comparaison.

X

PHTHISIE PULMONAIRE *(suite).*

Encore un mot sur ce problème si compliqué, si grave, si émouvant, je puis dire, de la tuberculisation pulmonaire.

Au point de vue de la curabilité de cette diathèse, qu'elle soit héréditaire, innée ou acquise, je pense qu'il n'est pas resté le moindre doute dans l'esprit de mes lecteurs. Tous les auteurs, tous les cliniciens qui ont observé la phthisie dans la classe aisée, sont d'accord pour proclamer que sa curation n'est pas au-dessus des ressources de la nature et de l'art. Laënnec croyait à sa guérison par la nature *seule* ; mais une telle croyance est illogique, car l'art n'a jamais pour but de contrarier la nature, mais bien plutôt de lui venir en aide dans les cas où, abandonnée à ses propres forces, elle risquerait de succomber. Les plus éminents dans la phalange médicale du siècle ont cru et croient à la curabilité de la phthisie : plusieurs, à toutes les périodes de l'affection, quelques-uns, aux deux premières périodes seulement qui précèdent la formation des cavernes. Louis, Monneret, Grisolles, Andral, Hérard et Cornil, Desnos et Jaccoud, sans compter bien d'autres, l'ont affirmée explicitement. Le docteur Bennet, de Menton, a fait mieux : il a prouvé par son propre exemple que l'hygiène et le climat pouvaient seuls parfois arrêter l'évolution du tubercule et son funeste retentissement sur toute l'économie. Cette observation très intéressante suffira à entraîner bien des convictions.

Pour nous, nous le répétons, il nous serait bien difficile de ne pas croire à la curabilité de la tuberculose des poumons, puisqu'il nous a été donné d'avoir sous les yeux plusieurs exemples de guérison. Ces guérisons se sont effectuées à Eaux-Bonnes, où il n'y a pas eu de médecin exerçant qui n'en ait observé quelques cas. Antoine Bordeu, dans la première moitié du dix-huitième siècle, cite déjà un certain nombre de *pulmoniques*, comme il les appelle, qui durent à nos eaux la disparition de leur mal.

Théophile Bordeu marcha sur les traces de son père et développa ses idées avec l'intuition du génie. Son *Journal de Barèges* contient bon nombre de guérisons qui, d'après les signes notés, ne pouvaient se rapporter qu'à des tuberculeux. Citons seulement l'observation CX : « Un gentilhomme dont le frère était mort d'un ulcère au poumon, cracha le pus vers l'âge de quarante ans (il avait aussi quelquefois craché le sang) ; il avait la fièvre et son appétit était presque éteint. Des sueurs nocturnes, la diarrhée et la purulence dans les crachats paraissaient déjà ; enfin tous les accidents allaient chaque jour en empirant. Les Eaux-Bonnes réveillèrent les forces et l'appétit, dégagèrent la poitrine et tarirent, dans l'espace de soixante jours, la source de crachats que leur usage avait d'abord rendus plus abondants. »

Le docteur Andrieu, il y a quarante ans, prouvait l'action salutaire de la *Source Vieille* contre la tuberculose, en même temps qu'il exposait avec une insistance légitime le parti magnifique que l'on pourrait tirer de nos eaux comme prophylactiques chez les personnes menacées du *contagium* héréditaire.

D'après Noël Gueneau de Mussy, l'Eaux-Bonnes exerce une action incontestable sur l'état catarrhal et sur la congestion pulmonaire qui compliquent la phthisie ; il est d'avis que, sur ce terrain, nos sources priment toutes les autres, notamment celles de Cauterets.

Du livre du docteur René Briau sur le même sujet, nous retiendrons l'observation suivante : « Je me contenterai de mentionner le fait parfaitement authentique d'une dame célèbre à la station thermale des Eaux-Bonnes par les bienfaits dont elle l'a comblée en reconnaissance du recouvrement de sa santé. Cette guérison, qui se maintient pleine et entière depuis vingt-cinq ans, s'est opérée par cicatrisation d'une cavité pulmonaire sans rapprochement complet de ses parois, de sorte que, même aujourd'hui, l'on peut constater, à l'aide de la stéthoscopie, l'existence de cette excavation tout à fait compatible d'ailleurs avec une assez bonne santé. »

Nous n'en finirions pas, si nous voulions relater tout ce qu'on trouve dans les auteurs, tout ce qu'on entend de la bouche des médecins et des malades sur cette inépuisable question. Rappelons seulement un exemple aussi précis que véridique. En septembre 1874, M. César Daly, le savant rédacteur de la *Revue d'architectnre*, tout en traçant le plan séduisant de la *Ville d'été* à créer dans notre station, exposa devant un nombreux auditoire les motifs de sa reconnaissance pour nos thermes, et raconta comment, après avoir usé en vain de tout l'arsenal pharmaceutique et même hydro-minéral, il avait enfin obtenu par l'Eaux-Bonnes la cicatrisation d'une vraie et authentique caverne pulmonaire.

Nous ne saurions clore cette étude sommaire, sans invoquer le témoignage de deux hommes dont personne ne peut contester la compétence en ces matières. Voici ce que disent en termes formels les docteurs Trousseau et Pidoux : « Contre cette altération si grave l'eau minérale d'Eaux-Bonnes montre une puissance à laquelle les médicaments de nos officines n'ont rien de comparable. L'Europe thermale, nous ne craignons pas de le dire, n'a rien à mettre à côté d'elle dans ce genre..... La phthisie, même au troisième degré, peut être guérie par nos sulfureuses, à la seule condition que l'économie entière n'ait pas été entraînée dans le tourbillon de la dégénérescence tuberculeuse. Que le précieux médicament puisse s'appuyer sur une certaine somme d'éléments encore saufs, et vous verrez, sous son heureuse influence, les lésions déjà accomplies s'immobiliser et rétrograder. »

Je m'arrête sur ces paroles non moins consolantes que vraies qui auront le don, espérons-le, de convertir nos confrères incrédules, s'il en reste.

FIN

LE MONDE THERMAL

EAUX MINÉRALES — BAINS DE MER — STATIONS D'HIVER — CHRONIQUES
CORRESPONDANCES — THÉATRES

Directeur : A. CAZAUX.— *Rédacteur scientifique :* LE Dr M. CAZAUX

Paris, 85, rue Lafayette

LE JOURNAL DES EAUX-BONNES

Hydrologie — Médecine — Variétés — Liste des Étrangers

Rédacteur en chef : LE Dr M. CAZAUX

14e ANNÉE — UN AN : 5 FRANCS

BUREAUX

A Paris, 85, rue Lafayette — A Eaux-Bonnes, Pharmacie Centrale

---

GUIDE-MANUEL DU BAIGNEUR

AUX EAUX-BONNES ET AUX EAUX-CHAUDES

PUBLIÉ PAR LE *Journal des Eaux-Bonnes*

Aux Bureaux du Journal

QUIMPER, IMPRIMERIE ARSÈNE DE KERANGAL

www.ingramcontent.com/pod-product-compliance
Lightning Source LLC
Chambersburg PA
CBHW070754210326
41520CB00016B/4692